AF326297

ENTRETIENS

FAMILIERS

DE

DEUX MEDECINS,

SUR

DES QUESTIONS

A LA MODE.

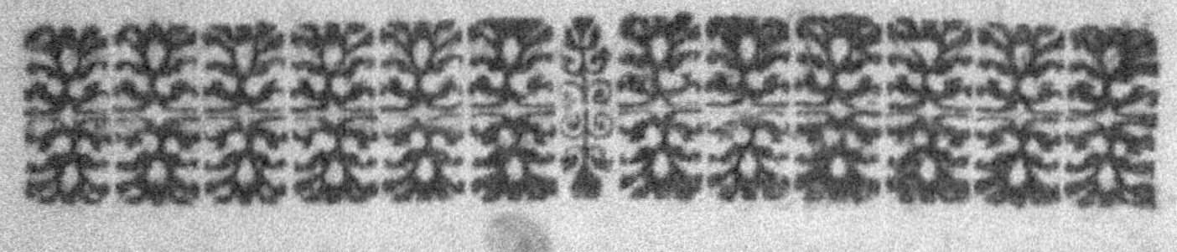

ENTRETIENS

FAMILIERS

DE DEUX MEDECINS,

Sur des questions à la mode.

PREMIER ENTRETIEN.

Sur la Virginité.

Ariste. NE craignez-vous point, mon cher Orgon, de blesser le beau sexe, en soûtenant qu'il y a des signes certains de la Virginité. Ses privileges me paroîtroient d'une plus grande étenduë, si l'on pouvoit établir un sentiment contraire au vôtre ; il ne seroit jamais comptable aux hommes de ses plaisirs prématurez. *Orgon.* Je ne suis point entré dans le monde, *Ariste,* Sur le pied d'homme galant, vous le sçavez,

il en coûte pour en acquerir la réputa-
tion, & la soutenir quand elle est ac-
quise. *Ariste.* Cet éloignement que vous
avez toûjours eu pour les Dames, ne
seroit-il pas une de ses vertus de temperamment dont on n'est pas le maître,
& qui est d'un tres-petit merite à celui
qui la possede ? *Orgon.* Vous me permet-
trez de ne pas pousser plus loin une con-
versation qui commence déja à alterer la
pureté de mes oreilles : venons au plus
vite à la Virginité pour les remettre.
Ariste. Je ne vous croyois pas si susce-
ptible d'impressions, heureusement vous
m'avez appris le remede, en cas qu'il
m'échappe d'orénavant quelque chose,
souvenez-vous toûjours que nous parlons
de la Virginité. *Orgon.* Cette matiere
me paroît mise dans un beau jour, par
une nouvelle These de Medecine qui vient
de paroître, & que vous avez lu sans
doute. Le veritable Auteur est de mes
amis, il seroit difficile de ne se point lier
avec une personne dont les sentimens sont
aussi vrais, & les mœurs aussi épurées.
Ariste. En verité, je trouve bien de la
modestie dans un pareil discours, vous
m'insinuez adroitement vôtre éloge, en
faisant le sien, par la conformité qui se
trouve entre l'un & l'autre ; trouvez bon

cependant que je ne fois point ici vôtre dupe : il s'agit d'une queſtion de trop grande importance , examinons l'ouvrage ſans préjugez. *Orgon*. Je le veux, entrons en éclairciſſement. Avez-vous quelque choſe à dire contre la delicateſſe des expreſſions de l'Auteur , & le tour fin dont il ſe ſert pour découvrir la principale ſource de nos erreurs. Nous ne nous attachons, dit-il , qu'à l'écorce , ſans penetrer juſqu'à la moüelle des choſes , telle paroît une helene au dehors , qui au dedans eſt une hecube ; tel paroît puiſſant à l'exterieur , qui à l'épreuve ne ſoûtient plus la reputation. *Ariſte*. Non , je ſuis bien là-deſſus de ſon avis, le beau ſexe y ſouſcrira ſans doute ; il ſeroit moins expoſé à être trompé , ſi on vouloit lui permettre d'eſſayer les hommes avant de les juger tels. Je ne le ſoupçonnois pas de prendre ſi chaudement les intereſts dans l'eſſentiel: mais de graces , revenons à la Virginité , mes oreilles ſouffrent à leur tour de ce début ? *Orgon*. Il en reconnoît de deux ſortes , l'une ſpirituelle, qui diſparoît à l'ombre d'une ſeule penſée , l'autre corporelle , qui devient la victime d'une main portée avec un peu trop de vivacité , quoique ſans deſſein. *Ariſte*. Il y a peu de vierges, si cela est, heureusement il est impossible de s'y connoître. *Orgon.* Que dites-vous impossible, rien de plus aisé, c'est à ce propos que l'Auteur, comme inspiré d'un feu divin, déplore par exclamation la perte que l'on a faite de la simplicité du vieux tems, où les hommes moins sçavans, mais plus sages, plus amateurs du vrai & du sincere, s'en tenoient aux signes les plus simples de la Virginité; ce n'étoit point en découvrant des parties que la pudeur ordonne de cacher, qu'on terminoit un different excité à ce sujet, n'y en y portant les yeux ou les mains. Il suffisoit de montrer ses vêtemens devant les Vieillards, dans le moment l'époux étoit fustigé, & elle étoit renvoyée fille. *Ariste.* Je vous avouë que je ne regrette point du tout cette perte, on ne peut à la verité une maniere plus simple de terminer, mais les hommes courroient trop de risque, si l'on s'en étoit toûjours tenu là : cela est delicat dans le siecle où nous sommes, convenez-en, & passons aux preuves des sçavans. *Orgon.* Volontiers, suposez avec l'Auteur une fille nouvellement mariée, qui se plaint devant les Juges, qu'elle a encor les signes de sa Virginité, que son mari ne peut remplir

les devoirs ausquels il est obligé, & qu'on
ne veut pas lui donner la satisfaction
d'être déclarée vierge. *Ariste.* J'accepte
la supposition, elle ne se trouve malheu-
reusement que trop veritable, j'aurois
voulu moins caracteriser, cela se pouvoit.
Orgon. On n'est pas le maître d'un pre-
mier mouvement, il est permis de s'ou-
blier, sur tout, dans une occasion où
l'on se croit interressé. *Ariste.* Je ne suis
point à m'appercevoir qu'il s'est oublié,
il n'a rien à craindre avec moi, j'y fe-
rai de mon mieux pour dérober au Pu-
blic son peu de retenuë dans les termes.
Orgon. Voilà l'agrément qu'il y a d'avoir
affaire à des gens sages, ils ne s'atta-
chent qu'à la solidité des preuves, sans
relever mal à propos quelques mots ha-
zardez. Que dites-vous de la méchanique ingenieuse, par laquelle il découvre
tout le jeu dans la societé mutuelle de
la partie ou reside la Virginité. Pour
moi à vous parler naturellement, je suis
enchanté de voir ce muscle devenir d'autant plus étroit, qu'il s'est dilaté davantage, ses fibres dans une femme grosse
cruës comme la tête, reduites au contraire dans une vierge à la grandeur d'u-
ne poire; quelle exactitude dans ses des-
criptions! *Ariste.* C'est dequoi je me gar-

derai de convenir avec vous. Il y a des poires de bien des .especes differentes en grandeur, figure & grosseur ; il auroit été à propos de s'expliquer là-dessus davantage, cela est de conséquence. *Orgon.* Il a voulu sans doute parler d'une petite poire, vous ne deviez pas m'interrompre, je reprends où j'en étois, quand les deux sexes lient ensemble un commerce mutuel, la partie de la femme interessée dans cette societé, fait penetrer plus avant par sa vertu elastique, la liqueur qui doit animer le germe. Or, c'est de cette violence que dépend le changement qui arrive dans la situation, l'ordre, la position, les rides, l'ouverture, la couleur, le tonus du séjour de la Virginité ? Croyez-vous qu'il soit aisé à une fille avec de telles marques d'en donner à garder. *Ariste.* Doucement, s'il vous plaît, c'est ici le fort des preuves, arrêtons-nous sur chacunes, & voyons si elles meritent d'être toutes examinées en particulier. Premierement, que veut-il dire par la situation changée, en fait de situation quelqu'un a-t'il jamais trouvé de difference entre celle des parties d'une fille vierge, mariée, jeune ou vieille ? L'ordre, qu'entend-il par ordre, est-ce un arrangement des

parties

parties essentielles à la Virginité : en quoi consiste cet arrangement, comment le reconnoître, ne s'est-il jamais trouvé dans une femme mariée, ne se peut-il jamais perdre dans une fille ou par des évacuations tous les mois trop abondantes, ou par une alteration de la liqueur qui se separe des glandes capable de changer le tissu de toutes ces parties, & d'en détruire l'harmonie. Suffit-il de dire l'ordre, autant vaudroit-il dire la Virginité consiste dans un certain, je ne sçai quoi, que je ne connois point, & qui l'a fait seurement reconnoître. Ç'est le même raisonnement expliqué par differens termes La position. qu'est ce que la position ! Une vierge a-t'elle ses parties autrement posées que celle d'une femme, entend-il par position autre chose que ce qu'entend le commun des hommes, pourquoi ne parler que par énigmes. Les rides, autre terme obscur, une vierge, selon lui, en a-t'elle plus qu'une qui ne l'est pas, en a-t'elle moins, sont-elles d'une espece particuliere, ne changent-elles pas infiniment davantage par le nombre des années, les maladies qui peuvent, ou relâcher ses parties, ou les racornir en les desséchant, que par le commerce même frequent des hommes. L'ouverture, la croit-il plus étroite dans une vierge, que dans une femme. Quel erreur ne treuve-t'on pas tous les jours, filles confirmées sages, n'ayant jamais donné atteinte à leur Virginité, d'une capacité plus grande, que femmes mariées qui commercent tous les jours. L'art, le soin, les liqueurs astringentes, dont se servent quelques-unes, tout cela n'est-il point capable d'entretenir long-tems ces parties dans leur état de vierge. De plus, par sa même méchanique, une femme après avoir eu des enfans sera plus étroite qu'elle n'étoit auparavant, puisque ces parties se retréciffent, d'autant plus en revenant sur eux-mêmes qu'elles se sont dilatées davantage, quelles absurdites. La couleur, le tonus, belles preuves de la Virginité, qui n'en voit pas d'abord le ridicule, une femme de dix-sept ans nouvellement mariée, qui a toujours joui d'une parfaite fanté, n'aura-t'elle pas ses parties plus fermes, & d'une couleur plus vive, que celle d'une vierge surannée. Tous ces signes de bonne foi valent-ils la peine d'être refutez, ou valent-ils mieux que ceux du bon vieux temps. *Orgon.* Vous ne faisissez point l'idée de l'Auteur, ce n'est pas sur chacun de ces

fignes en particulier, qu'il veut établir la
Virginité, mais fur tous enfemble quand
ils fe trouvent. *Arifte.* Je contois lui faire
honneur, en ne le faifant pas penfer d'u-
ne maniere auffi extraordinaire. Tous ces
fignes en particulier ne conviennent pas
plus à une vierge, qu'à une qui ne l'eft
pas, donc tous enfemble ne font pas dif-
tinguer l'une de l'autre, donc de quelque
maniere qu'on les prenne, ils ne font jamais preuves de la Virginité. *Orgon.* N'a-
joutez-vous point de foi non plus à l'effufion de fang. *Arifte.* Non, combien de
vierges perdent tous les jours leur Virginité fans effufion, fuppofez un homme
d'un petit apareil, qui ait affaire pour la
premiere fois à une fille capable de le
recevoir à laife fans travail, y aura-t'il
effufion dans cette rencontre, n'y aura-
t'il pas perte de Virginité. Mais c'eft trop
s'arrêter fur des riens, quittons la Thefe,
& examinons s'il y a d'autres preuves
plus folides de la Virginité. *Orgon.* Il par-
le auffi en paffant de l'Hymen, & des ca-
roncules. *Arifte.* C'étoit là où il devoit
s'attacher effentiellement, & non à des
qualitez qui font de purs eftres de fon imagination. *Orgon.* Vous croyez donc qu'il y
a une membrane nommée hymen, & que
quand elle fe trouve, il y a Virginité.

Ariste. Doucement, ne me faites point parler, separons les deux propositions pour y repondre. Premierement, les Anatomiites les plus celebres, tant anciens que modernes ne conviennent point ici de leurs faits, les uns assurent avoir toûjours trouvé l'hymen, d'autres au contraire ne l'avoir jamais reconnu, de là que faut-il couclure, supofant de la bonne foi de part & d'autre, & de la capacité, que l'hymen n'est point essentiel a la Virginité, c'est-à-dire, qu'on peut ne le pas rencontrer sans avoir droit de decider pour cela qu'une fille n'est pas vierge. *Orgon* Sans doute, on ne difpute pas qu'il n'y ait aucuns fignes certains de la non Virginité : mais si l'hymen se trouve tel qu'il doit être naturellement, qui peut ne se pas rendre, & ne pas juger que ces parties n'ont souffert aucune atteinte. *Ariste.* Croyez-vous qu'on ne seroit pas fondé a tirer de ce que vous avancez cette consequence, puisque les fignes marquez ne se trouvant point, on ne peut pas decider qu'une fille n'est plus vierge, pourquoi decider qu'elle l'est, quand ils y sont. *Orgon.* Cela est different, un homme ne peut point connoiftre plufieurs fois sa femme sans rompre cet obftacle : n'est-il pas rompu, elle n'est pas connuë. *Ariste.* Voila prendre une

difficulté & la pousser. J'espere y satisfaire même de vôtre aveu, & par l'expe-
rience & par la raison. D'abord les Ano-
tomistes, qui ont admis l'hymen, ne l'ont
pas tous trouvé de la même nature, les
uns l'ont decrit comme une membrane
fine & deliée, d'autres plus compacte,
quelques uns cartilagineuse; d'où je suis
en droit de conclure, avec raison, que
cette membrane n'est pas dans toutes la
même, qu'ainsi elle peut quelquefois se
detruire aisément, quelquefois resister
même aux efforts réïterées de l'homme le
plus puissant. De plusieurs exemples re-
çuës que je pourrois prendre, pour apuyer
ce sentiment, j'en choisis un d'autant plus
sour que la personne à qui le cas est arrivé
vit encor, homme d'un merite distingué
dans ce dont il se mêle. Je tiens le fait de
lui-même, le voici. La premiere nuit de
ses nôces il trouva dans sa femme, à l'en-
droit de l'hymen, un obstacle qui ne lui
permit pas de passer outre, sa solidité
augmentée par la resistance, il retourna
l'attaquer, sans succez. Enfin rendu, il
reflechit, & examina avec soin ce que ce
pouvoit être, c'étoit une membrane assez
forte, telle qu'on depeint l'hymen, qui
n'avoit cedé à aucun effort, & dont il ne
se defit que par l'operation: Aprés quoi il

joüit avec aisance. Y a t'il à ce fait quelque chose contraire à la raison: y a-t-il quelque replique qu'on vous eût donné cette femme à examiner avant l'operation, ne l'auriez-vous pas encor declarée vierge, l'étoit-elle; ajoûtez à cela une infinité d'experiences, dont conviennent les plus habiles de l'art, par lesquels il est demontré qu'une fille pour avoir seulement admis à la porte le destructeur de la Virginité, peut devenir grosse, & qu'il y en a nombre à qui l'on a fait la même operation, dont j'ai parlé ci-dessus, pour faciliter la sortie de l'enfant. Sont-ce là des raisons solides, peut-on ne s'y pas rendre, & établir aprés cela des signes certains de Virginité. *Orgon.* Vous me pressez, il est tard. Adieu, demain nôtre second Entretien.

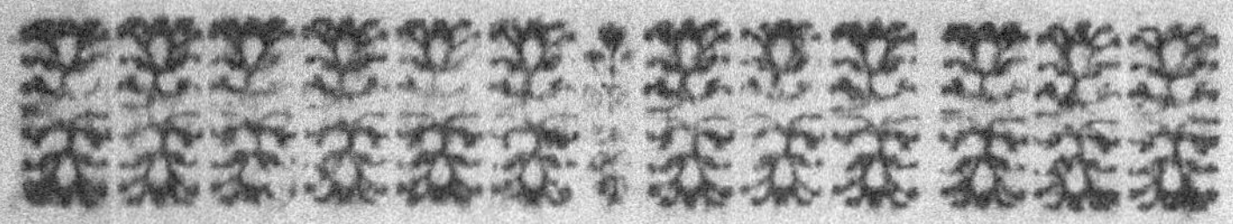

SECOND

ENTRETIEN,

Sur la Virilité.

Ariste. J'AY passé une cruelle nuit, mon cher Orgon, en songeant à l'entretien que nous devons avoir aujourd'hui ensemble sur la Virilité, qu'il sera difficile d'agiter cette matiere sans donner atteinte à vôtre modestie. *Orgon.* Ne craignez plus, Ariste, Je me suis familiarisé depuis hier avec les termes, ils m'amusent, & d'ailleurs ne me font rien de plus. *Ariste.* Vous êtes d'un fort bon temperamment, je me l'étois toujours imaginé, les femmes courent avec vous peu de risque, & vous en courez peu avec elles. *Orgon.* Il est vrai, cela est reciproque: mais de grace ne retardez plus mes plaisirs, parlons de la Virilité. *Ariste.* Je le veux, suivons l'examen de la These que nous avons commencé, dans le goust ou vous

êtes, il y aura dequoi vous satisfaire. *Or-gon.* Effectivement l'Auteur y traite cette question avec beaucoup d'érudition. Il semble à en juger par son Ouvrage, qu'il n'ait medité autre chose toute sa vie, heureusement nous sçavons à quoi nous en tenir sur son compte. *Ariste.* Je ne le sçai plus, par ses actions je le croirois une hecube, par les termes dont il s'est servi, je le soupçonnerois une Helene, entrons en éclaircissement. *Orgon.* Que dites-vous de l'exactitude avec laquelle il nous décrit la Virilité, que l'on ait le pouvoir de connoître Venus, cela lui suffit, il n'exige de l'homme, ni trop, ni trop peu. *Ariste.* J'aurois voulu qu'il m'eust expliqué plus distinctement, ce qu'il entend par le pouvoir de connoître Venus, si il veut que l'homme soit toujours en état, il me paroist pousser loin la Virilité, si il ne demande que des parties bien conformées, son sentiment est raisonnable, je ne le combats point. *Orgon.* Vrayment il n'a pas pris la dessus le change, il veut de l'acte & du réel, ce n'est qu'à ce prix qu'on peut passer pour homme dans son esprit. Fera-t'on consister, dit-il, les signes de la Virilité dans une organisation muette, suffira-t'il d'être jeune, & d'avoir un grand apareil
de

de parties, pourra t'on se representer de
si beaux instrumens de la débauche toûjours oisifs. Sur tout, supposant un corps
dans l'exercice des plaisirs, nourri de
mets délicats, animé par des sucs, &
des liqueurs spiritueuses. Non, c'est trop
compter sur toutes ces marques, si elles
sont languissantes & endormies. *Ariste.*
Cela s'appelle ne point donner dans le
brillant, ce qu'il demande est bien le
plus seur, & surquoi le beau sexe table-
ra toûjours davantage. Mais il ne tou-
che point la difficulté, elle consiste à sça-
voir sur quels fondemens on pourra établir qu'un jeune homme, qui a des parties telles qu'elles doivent être, est impuissant. *Orgon* Suivez ses preuves, vous
y trouverez dequoi vous convaincre. D'a-
bord il suppose un impuissant dés le ber-
ceau. *Ariste.* Quoi, veut il obliger un enfant à donner acte de Virilité dés sa naîs-
sance, le condamnera-t'il pour toute sa
vie, si il ne le fait. *Orgon.* Non, ce n'est
pas là ce qu'il prétend, il veut tourner
finement en ridicule, une nouvelle These de Medecine, qui conclut, qu'on ne
doit pas desesperer Venus dans un jeune
homme bien conformé. Pour cela il pro-
pose une espece particuliere, qu'il re-

garde comme incurable. *Ariste.* Nous ne sommes point ici dans les ressources de la jeunesse, ni dans l'examen de l'ouvrage en question, il se soûtient assez de lui-même, l'Auteur n'a rien à craindre. Ne sortons point du fait dont il s'agit, il me faut des signes seurs de la non Virilité; c'est ou je m'attache essentiellement. *Orgon.* Vous êtes peu traitable dans la dispute; il faudroit aider davantage à la lettre, & ne pas presser si vivement sur de certaines choses. Heureusement j'ai preuves en main pour répondre à ce que vous demandez. *Ariste.* A cette condition je vous permets de vous écarter de temps en temps avec l'Auteur, & de parler comme lui, gentillesses pour vous amuser. *Orgon.* Volontiers, je profiterai de la permission. Peut-on railler plus délicatement qu'il fait les impuissans: La nature, dit-il, ne leur a point été une maratre, elle les a recompensé d'ailleurs; ils sont comme Achille invulnerables par une partie. De plus, ils ont cet avantage, qu'ils ne sont exposez à aucunes maladies galantes. Mais retenons ici nôtre langue; les choses obscœnes ne se disent point sans blesser la pudeur, voyez quelle modestie, quelle retenuë. *Ariste.* Cessez de vous recrier, il me paroît qu'il lui auroit été difficile d'en dire davantage, je ne lui en fais point un crime. Les gens d'une certaine espece ont le privilege de mettre à profit jusqu'aux obscenités. *Orgon.* Nous venons insensiblement aux signes de l'impuissance, en établissant ceux de la Virilité. *Ariste.* Vous n'arriverez jamais à vôtre but par cette voye, prenez y garde. *Orgon.* Je pense autrement que vous, & suis fondé en raison. La Virilité, selon lui, se manifeste par la jonction des deux sexes. L'homme ne peut-il pas se joindre, il perd la qualité de mari. *Ariste.* Comment connoît-il qu'un homme bien conformé ne peut pas se joindre ; il supose donc qu'il en convienne lui-même. *Orgon.* Il donne dans la suite des regles pour en juger. *Ariste.* Je les attends avec impatience. *Orgon.* Ne passons pas, je vous prie, la peinture vive qu'il nous fait de l'action, elle est d'aprés nature. L'homme, dit-il, y preside, il est la cause, la femme est le sujet : en un mot, il triture, elle est triturée, ne vous semble-t'il pas y être ? peut-on plus finement couvrir la chose. *Ariste.* Voilà ce que vaut le sistême de la trituration, il nous enrichit d'une nouvel-

le maniere de s'expliquer, tout aussi clai-
re à la verité que l'ancienne, mais bien
plus polie, cela est sans difficulté. *Orgon.*
Il n'en reste pas là sur la Virilité, il éta-
blit pour signes, non la fecondité de la
femme, mais la vertu elastique des organes de l'homme, leur situation, la solidité, & la permanence dans cet état.
Autrement quelques belles parties que
l'on ait, on doit être regardé comme impuissant. *Ariste.* J'avois bien prévû dés le
commencement qu'il vouloit du solide, &
du permanent. Il apelle cela n'exiger, ni
trop, ni trop peu : Qu'il est modeste !
quelle perte pour les Dames, qu'avec
de tels sentimens il ne se soit pas com-
muniqué à elles davantage. Mais parlons
un moment le langage ordinaire, & revenons à nôtre point. Ces parties doivent-
elles toûjours être en fonction, celles qui
sont destinées à nôtre conservation tra-
vaillent continuellement, nous cesserions
d'être, si elles étoient un moment en re-
pos, en est il de même de celles ci. Cela
posé, comme principe incontestable, la
conformation étant bonne, pourquoi les
juger impuissantes, sera-ce parce qu'elles sont oisives, elles ont le droit de se
reposer, elles en jouissent. *Orgon.* Il mar-

que une occasion, où il ne leur est pas permis de ne point agir. C'est quand on se trouve lié depuis un temps avec une jeune femme, & qu'on ne la connoist point. *Ariste*. Qui l'a asuré qu'elle n'est point connuë ? qui peut l'en convaincre, la visite de la femme, il n'y a nuls signes de Virginité ? surquoi fondera-t'il donc ses preuves d'impuissances. *Orgon*. Sur le raport de gens experimentez, qui ne sont pas seulement nommez par les Juges, pour examiner si les parties sont bien conformées, mais encor si elles sont puissantes ou impuissantes. *Ariste*. Apparemment que la Medecine donne des regles pour porter là dessus des décisions seures, qu'il me les aprenne, je ne les sçai point. *Orgon*. Vous connoissez une maladie de l'œil, que l'on nomme goute serene, il n'y a aucun vice de conformation, les organes sont beaux en apparence, l'on ne voit point, l'œil est jugé impuissant, il en doit être ici de même. *Ariste*. N'apercevez-vous pas d'abord la disparité de cet exemple, supposé qu'il n'y ait qu'un œil attaqué de cette maladie, qu'on ferme soigneusement l'autre, & qu'on expose quelque chose à portée d'être vû, si le malade ne dit pas ce que c'est, n'est-ce pas

une conviction feure qu'il ne voit pas. Avez
vous ici une maniere de juger. Je ne dis
pas auffi bonne, mais feulement qui en
aproche. *Orgon*. Sans doute, celle qu'il
propofe eft certaine, qu'on s'excite, jufqu'à ce qu'on foit en état. *Arifte*. Peut-on
pufler plus loin la galanterie, facrifier
jufqu'à fa Religion, pour faire reconnoître
ceux qui ne font point en état de fervir
les Dames Quel partifan zelé du beau
fexe, quel ennemi déclaré des impuiffans,
qui l'euft jamais foupçonné tel. Du côté
de la Religion qu'il fe juftifie dans l'ef-
prit des Theologiens, je lui paffe en Phyfi-
cien l'exciter. Regardera-t'il comme im-
puiffant tout homme qui s'excitera fans
fuccés : N'eft-il jamais arrivé à des corps
vigoureux de demeurer dans une humilité
profonde, prêt de joüir de ce qu'ils ai-
moient le plus éperdument, les accufera-
t'on pour cela d'impuiffance. Le trop
grand plaifir, la paffion trop vive font en
eux, ce que la crainte, à la vuë des Juges,
la pudeur naturelle produifent dans celui
qu'on accufe de non-Virilité. S'exciter,
n'eft donc point un moyen de fe convaincre. *Orgon*. Il a bien vû que c'étoit pro-
pofer une chofe délicate, par rapport à
la Morale & au Chriftianifme ; il deman-

de qu'un jeune homme se presente tout excité devant les Experts nommez. *Ariste.*
Est-ce là une proposition, qu'il établisse
donc au lieu de l'apareil lugubre qui en-
vironne celui qu'on examine, un spectacle
propre à exciter ses parties, & non à les
effrayer, qu'il fasse nommer au lieu d'Experts âgez dont on se sert, des Expertes
des plus jolies (au gré du jeune homme)
pour lors il sera fondé de vouloir qu'il pa-
roisse excité devant elles, autrement quelle imagination. Sont-ce là toutes ses ressources, n'a-t'il plus d'autres signes de la
non-Virilité ou de l'impuissance. *Orgon.*
N'en trouvez-vous pas bien assez, vous
êtes difficile. *Ariste.* Estes-vous content
vous-même, je m'en raporte, qu'on vous
nommât presentement pour examiner un
jeune homme bien conformé accusé d'impuissance, le jugeriez-vous tel, parce que
vous ne lui trouveriez pas les signes de
Virilité. *Orgon.* Non, je n'y vois pas de
raison *Ariste.* Vous êtes de bonne foi, je
vous en estime davantage. Adieu, au re-
voir.

A COLOGNE,
Chez PIERRE MARTEAU, 1713.